Barbacoa

La guía definitiva para dominar la parrilla, que incluye
consejos y recetas famosas

(Deliciosas salsas bbq y adobos para un pollo delicioso)

Iñigo de La Rosa

TABLA DE CONTENIDOS

Empanadas Rellenas De Tocino, Cebolla Y Queso

Ingredientes

- 2 libra de tocino, cortado en trozos de
- 1 de pulgada
- cebolla mediana, finamente picada
- 1 taza de queso cheddar rallado
- panecillos de hamburguesa, divididos
- libras de carne picada
- 1 de cucharadita de sal
- 2 cucharadita de pimienta negra molida
- cucharadas de salsa de barbacoa
- 2 cucharadita de ajo en polvo

Direcciones

1. En un tazón grande, mezcle la carne molida, la sal, la pimienta negra, la salsa de barbacoa y el ajo en polvo con las manos.

2. Tomando un pequeño puñado a la vez forma en 2 -10 hamburguesas. Coloque las empanadas en una bandeja para

hornear galletas y cubra con una envoltura de plástico; Coloque empanadas en el refrigerador.

3. Coloque el tocino en una sartén grande y profunda.

4. Cocine a fuego medio alto hasta que esté uniformemente dorado, aproximadamente 10 minutos.

5. Retire el tocino de la sartén con una espumadera y escurra sobre toallas de papel.

6. Baje el fuego a medio y fríe las cebollas en el resto del jugo de tocino hasta que estén suaves y translúcidas, y comiencen a dorarse. Mezcle las cebollas y el tocino en un tazón pequeño.

7. Prepare una parrilla o una sartén grande a fuego medio.

8. A medida que la parrilla se calienta, saque las empanadas de carne del refrigerador; Coloque 12 hamburguesas con 1-5 y 1 cucharadas soperas de

tocino y cebolla, y espolvoree con queso rallado.

9. Cubra cada una con una de las hamburguesas restantes y presione los bordes para sellar.

10.   Ase a la parrilla o sartén las empanadas rellenas y selladas hasta que estén cocidas, de 5 a 10   minutos por cada lado.

11.   Sirva en bollos de hamburguesa con los condimentos que elija.

Paté De Carne Con Setas De Pino

Ingredientes

250 gr de crema de leche

250 ml de Vino Oporto o Marsala

Sal y pimienta negra recién molida

700 gr de hígado de ternera

2 cebolla, 2 zanahoria, 2 rama de apio, laurel y pimienta en grano

6 huevos

500 gr de hongos de pino

Preparación:

1. Adicione o vinho do Porto ou Marsala aos cogumelos e coloque-os numa tigela.
2. Deixe-os descansar na geladeira durante a noite.
3. Coza o fígado de vitela com a cenoura, o aipo, a cebola, o louro, uma pitada de sal e os grãos de pimenta em água até ficarem bem cozidos.
4. Retire e deixe esfriar. Livre-se do indesejável.
5. Corte em pedaços pequenos e misture com a manteiga derretida em um processador de alimentos até que a mistura fique homogênea.
6. Escorra os cogumelos e corte-os em pedaços médios.
7. Juntamente com os cogumelos, bata ligeiramente os ovos e adicione-os à mistura juntamente com os

cogumelos. Por fim, incorpore o creme de leite, as ervas frescas e os temperos.

8. Em seguida, misture todos os ingredientes delicadamente.

9. Coloque a mistura em um molde com manteiga ou filme plástico.

10. Cozinhe o macarrão em banho-maria no forno por aproximadamente trinta e seis minutos, ou até ficar al dente e secar.

11. Retire, deixe esfriar e desenforme. Prepare porções e decore-as.

12. Delicioso patê para acompanhar pães aromatizados, tostas, etc.

Manzanas Asadas A La Parrilla

Ingredientes

160 g de castañas ya cocidas y picadas

40 g de mantequilla cortada en rodajas finas.

8 manzanas

2 paquete de pudín de vainilla

40 40 g de nueces picadas

100 g de pasas de Corinto

40 g de pasta cruda de mazapán, cortada en rodajas finas.

160

Preparación

1. Lavar las manzanas, secarlas, cortarles la parte superior y quitarles el corazón con cuidado.

2. Cortar ligeramente la parte inferior de la manzana para que tenga un soporte firme.

3. Cocer las natillas y mezclarlas con todos los ingredientes excepto las manzanas.

4. Colocar las manzanas en una fuente o molde apto para el horno, verter la mezcla del relleno y cubrir con mantequilla y mazapán.

5. Asar las manzanas en una parrilla cerrada a 250°C durante unos 40 minutos a fuego indirecto.

Antorchas Para Asar Pollo Y Tocino

Ingredientes

- 12 cucharadas de aliño para barbacoa, por ejemplo, Magic Dust
- 20 cucharadas de salsa barbacoa

- 4 pechugas de pollo
- 2 0 rebanadas de tocino, hasta
- 2 10 rebanadas

Preparación

1. Cortar las pechugas de pollo a lo largo en tiras de 10 cm de grosor.

2. Coloque una tira de pollo en una loncha de bacon y ensártela en forma de onda.

3. Espolvorear los aliños para barbacoa sobre las brochetas de carne y presionar ligeramente.

4. Precalentar la parrilla a fuego medio.

5. Asa las brochetas de barbacoa durante unos 1 a 5 minutos, dales la vuelta y vuelve a asarlas durante unos 5 a 10 minutos.

6. A continuación, colocar las brochetas en una zona indirecta y asar a 250 250°C durante 35 a 40 minutos.

7. Utilice la salsa barbacoa como salsa.

Champiñones Rellenos

Ingredientes

- 16 champiñones grandes
- 4 cucharadas de aceite
- 2 tomate(s)
- 160 g de mozzarella
- 8 tallos de albahaca
- un poco de zumo de limón
- |sal de hierbas

Preparación

1. Retire os talos dos cogumelos e pique-os finamente.

2. Cubra os cogumelos com uma pequena quantidade de óleo.

3. Corte em cubinhos o tomate e a mussarela.

4. Pique as folhas de manjericão.

5. Misture todos os ingredientes e tempere com suco de limão e sal de ervas.

6. Recheie os cogumelos e grelhe-os por aproximadamente 1-5 minutos.

Pinchos De Pollo Tandoori

Ingredientes

- 4 cucharadas de mantequilla
- 3 cucharadita de masala de sésamo

- 1000 g|Pechugas de pollo
- 250 g de yogur natural
- 2 diente/s de ajo machacado/s
- 2 cucharada de pasta de especias

1 Preparación

1. Cortar el pollo en dados y colocarlo en 5-10 brochetas engrasadas, colocarlas en un plato o en un recipiente poco profundo.

2. Mezcle el yogur, el ajo y la pasta tandoori para hacer una marinada y cubra las brochetas de pollo.

3. Tapar y dejar marinar durante unas 1-5 horas, dándoles la vuelta varias veces.

4. Forrar una bandeja de horno con papel de aluminio engrasado y asar las brochetas en el horno durante unos 5-10 minutos por cada lado o hasta que la superficie esté dorada.

5. Entre medias, unte las brochetas con mantequilla derretida para evitar que la carne se reseque. Servir con arroz basmati.

6. Espolvoree el plato con garam masala.

Lomo De Cerdo A La Plancha Envuelto En Tocino Y Relleno De Relleno.

Ingredientes

- 6 cucharaditas de mostaza, medio picante
- 2 puñado de hierbas mezcladas
- 2 filete de cerdo grande
- 2 salchicha gruesa
- 2 paquete de bacon, respectivamente de desayuno

Preparación

1. Cortar el solomillo de cerdo a lo largo, luego darle la vuelta, seguir cortando, y así sucesivamente hasta tener un trozo de carne fino y grande.

2. Untar el solomillo con la mostaza y luego esparcir las hierbas sobre él.

15

3. Presione la salchicha gruesa para sacarla de la tripa y colóquela a un lado de la carne.

4. Extienda una hoja de papel plástico sobre la superficie de trabajo.

5. Coloque las rebanadas de tocino de desayuno encima, una al lado de la otra y ligeramente superpuestas.

6. A continuación, coloque el solomillo de cerdo con la salchicha sobre el tocino de desayuno.

7. El lomo con la salchicha está ahora envuelto en el tocino de desayuno como si fuera un matambre.

8. El papel de aluminio ayuda a mantenerlo bien enrollado.

9. Colócalo en la parrilla con el borde doblado hacia abajo.

10. Funciona mejor a la parrilla de forma indirecta en una parrilla con la tapa cerrada, no directamente sobre las brasas.

11. Gire entre medias para que se dore por todas partes.

12. El tiempo de asado varía, por supuesto, en función del grosor de la carne.

13. Nos gusta acompañarlo de patatas y verduras frescas a la parrilla.

Tubos de calamares rellenos a la plancha

Ingredientes
- |Aceite de oliva
- |Oregano
- |Sal y pimienta
- |mantequilla de hierbas

- 8 tubos de calamar
- 600 g de queso feta
- 1 |pimiento(s)
- 30 aceitunas verdes
- Cebolla(s)
- 2 diente(s) de ajo

Preparación

1. Lavar los tubos de calamar y secarlos con papel de cocina.

2. Cortar el feta en trozos pequeños y colocarlo en un bol pequeño.

18

3. Corta el pimiento, la cebolla, las aceitunas y 1 diente de ajo también en trozos pequeños y añádelos al bol.

4. Añadir un poco de sal, un poco de pimienta, un poco de orégano y un poco de aceite de oliva y mezclar todo bien con una cuchara.

5. Rellena los tubos de calamar con la mezcla usando la cuchara y ciérralos con brochetas, palillos o algo similar.

6. Picar el medio diente de ajo restante y frotarlo con sal en una tabla.

7. Colócalo en una ensaladera y añade el aceite de oliva, la pimienta y el orégano.

8. Mézclelo todo y unte los tubos de calamar rellenos con él utilizando un pincel de cocina.

9. Deje que todo repose durante unos 60 minutos.

10. A continuación, cocine los tubos de calamar en una parrilla por ambos lados hasta que los tubos se doren ligeramente y se hinchen.

11. Una vez asados, sirva los tubos de calamar terminados con mantequilla de hierbas por encima.

12. Saben mejor con ensalada griega y son bajos en carbohidratos.

Cerveza - Mostaza - Adobo

Ingredientes

- 1 cucharadita de sal de hierbas
- 1 cucharadita de pimienta blanca y negra
- 2 pizca de pimienta en polvo picante
- 2 pizca de curry en polvo

- 6 cucharadas de aceite de oliva
- 4 cucharadas de cerveza 2 cucharadita de mostaza
- 1 cucharadita de semillas de mostaza
- 6 tallos de perejil picado muy fino
- 2 cucharadita de tomillo seco

Preparación

1. Mezclar bien la mostaza, la cerveza y el aceite.

2. Añadir el resto y mezclar bien. Dejar marinar la carne durante al menos 2- 2 ½ horas.

3. Mientras se asa, ir mojando los trozos de carne con la marinada para que queden bien crujientes.

Carne De Cerdo Tirada Del Ahumador

Ingredientes

2 manzana

10 dientes de ajo

8 cucharadas de salsa de tomate

800 g de tomate(s), colado(s)

250 ml de zumo de manzana

200 ml de vinagre de sidra

al gusto|agua

3 kg de cuello de cerdo

6 cucharadas de pimienta en polvo dulce

2 cucharada de curry en polvo

6 cucharadas de azúcar moreno

6 cucharadas de aceite de girasol

4 cucharadas de sal

4 tomates

6 cebollas

Preparación

1. Cortar las cebollas, las manzanas y los tomates en rodajas.

2. Picar el ajo.

3. Mezcle el pimentón en polvo, el curry en polvo, el azúcar moreno y la sal y frote el cuello de cerdo con el aceite y esta mezcla de especias.

4. Extienda generosamente el papel de aluminio y coloque el cuello de cerdo sobre el mismo.

5. Unte el cuello de cerdo con las cebollas, las manzanas, los tomates, el ketchup y el ajo.

6. Enrolle el cuello de cerdo y déjelo reposar en la nevera durante 1 a 5 días.

7. Precalentar el ahumador o el horno a 150

8. °C. Cocinar el cuello de cerdo en el papel de aluminio durante 5-6 horas.

9. A continuación, retire el papel de aluminio y ponga el cuello de cerdo con la salsa en una bandeja de asar y llénela con los tomates colados y el agua.

10.   Deja que se cocine durante otras 2-2 ½ horas en el humo de la haya.

11.   Mezcla el zumo de manzana y el vinagre de sidra de manzana y sigue rociando el cuello de cerdo para que no se seque demasiado.

12.   Tras la cocción, la carne se puede picar fácilmente con un tenedor.

13.   Lo mejor es servirlo con ensalada de col y pan de pita.

Adana Kebap / Pinchos De Carne Picada

Ingredientes
- 2 cucharadita de chile en polvo
- 2 cucharadita de pimienta
- 2 cucharadita de sal
- 2 cucharada de pulpa de pimienta
- |Aceite

- 2 kg de carne picada
- 200 g de cordero (rabo)
- 8 cebollas medianas
- 2 dientes de ajo
- 2 cucharadita de pimienta en polvo (dulce suave)

Preparación

1. Poner la carne picada en un bol, y luego picar muy pequeño el trozo de rabo de cordero.

2. Pelar y rallar la cebolla y el ajo.

3. Añadir sal, bastante pimiento, el pimentón en polvo, el chile en polvo, la pasta de tomate de pimentón y amasar todo bien.

4. Dejar reposar unas horas, es mejor prepararlo un día antes, así sabe mucho mejor.

5. Precalentar la parrilla. Dividir la carne en pequeñas bolas para que quepan en pinchos de metal de 10 cm de largo.

6. Pincelar ligeramente la rejilla de la parrilla con el aceite y asar las brochetas durante 10 a 15 minutos por cada lado.

7. Consejo: Asa también el salchichón y las mitades de tomate.

8. La brocheta Adana suele servirse con una porción de bulgur pilav.

9. Si lo desea, lave el perejil y séquelo.

10. Decorar un plato plano en el borde con las hierbas y las verduras asadas y calentar las tiras de pan de pita en el borde exterior de la parrilla, servir.

Salsa barbacoa al curry

Ingredientes

- al gusto, pimienta del molino
- sal al gusto
- al gusto|zumo de limón
- opcional|azúcar, dextrosa

- 8 cucharadas|de zumo de piña,

- 200 g de crema agria
- 4 cucharadas de mayonesa
- 100 ml de vino blanco seco 2 cucharada de salsa de soja
- 2 cucharada de miel
- 2 cucharadita de cúrcuma
- 4 cucharaditas de mezcla de especias para curry

Preparación

1. Mezclar bien la crema agria, la mayonesa con la miel, la salsa de soja y el vino blanco.

2. Añadir también la cúrcuma y el curry en polvo y batir hasta que quede esponjoso.

3. Sazonar al gusto con pimienta recién molida, zumo de limón y sal.

4. Si le gusta un poco más dulce, puede endulzarlo con dextrosa.

5. Si prefiere prescindir del vino, puede conseguir un resultado similar con un poco más de zumo de limón y de piña.

6. La salsa/dip se puede guardar en la nevera durante varios días.

7. Sabe muy bien con verduras a la parrilla y también con aves de corral.

Volcán de los Balcanes

Ingredientes

- 10 cucharadas de aceite de oliva
- 2 manojo de romero fresco
- 2 manojo de albahaca fresca
- 2 manojo de orégano fresco
- |Sal y pimienta

- 6 pimientos, rojos, amarillos y verdes
- 24calabacines
- 6 00 g|Queso feta de oveja
- 500 g de tomates de cóctel
- 4 cebollas
- 4 diente/s de ajo

Preparación

1. Lavar y preparar las verduras y las hierbas.

2. A continuación, cortar los pimientos en trozos del tamaño de una uña.

3. Corta los calabacines en medios círculos finos, las cebollas en aros y pica el ajo.

4. Ahora ponga todas las verduras picadas en un bol grande junto con los tomates de cóctel.

5. A continuación, desmenuza el queso feta en trozos pequeños y añádelo también al bol.

6. Quita las hojas de las hierbas y añádelas a la mezcla de verduras y queso feta junto con el aceite de oliva.

7. Mezclar suavemente el contenido del bol con un utensilio para ensaladas y sazonar con sal y pimienta al gusto.

8. Al salar, tenga en cuenta que el queso feta ya contiene sal. Ahora extienda la mezcla homogénea en trozos rectangulares de papel de aluminio.

9. Para la cantidad dada, lo ideal es extender la mezcla en –5-10 trozos de papel de aluminio.

10. Doble el papel de aluminio sobre la porción para que se forme una forma de volcán.

11. Esto debería crear una abertura en el centro superior.

12. Según la temporada y la ocasión, los volcanes pueden prepararse en el horno o en la parrilla.

13.   En el horno precalentado, cocine los volcanes a 200°C durante unos 5 a 10 minutos en la rejilla central.

14.   Si le gustan las verduras más o menos al dente, puede ajustar el tiempo de cocción en consecuencia.

15.   Al asar, los volcanes son ideales como componente vegetariano.

16.   Dependiendo del calor generado por la parrilla, los volcanes deben cocinarse en una rejilla entre 55 a 60 minutos.

17.   Para reducir el tiempo de cocción en la parrilla, es aconsejable hacer las porciones más pequeñas y con una mayor superficie de contacto.

18.   Los volcanes terminados pueden transferirse fácilmente a platos ligeramente rebajados.

19. Sin embargo, también pueden comerse en pequeñas porciones directamente del papel de aluminio.

20. El arroz o el pan blanco tostado son un buen acompañamiento.

Pinchos De Barbacoa De Colores Con

Tzatziki

Tiempo total aprox.: 6 0 minutos

Ingredientes

- 2 pepino(s)
- 4 dientes de ajo
- 100 g de nata líquida
- 500 g de yogur bajo en grasas
- |Sal y pimienta
- 16 rebanadas de tocino de desayuno, magro, en rodajas finas

- 250 g de filete(s) de pechuga de pollo, opcionalmente filete de cerdo
- 6 pimientos
- 4 cebollas rojas
- 250 g de tomate(s) cherry
- 2 cucharada de aceite de oliva
- 4 cucharadas de zumo de limón
- 2 cucharada de hierbas italianas opcionalmente hierbas frescas

Preparación

1. Lavar la carne, secarla y cortarla en rodajas de un dedo de grosor.

2. Partir los pimientos por la mitad, quitarles las semillas y el tabique, lavarlos y cortarlos en trozos del tamaño de un bocado.

3. Lavar los tomates.

4. Pelar las cebollas y cortarlas en octavos.

5. Poner todo en un bol.

6. Mezclar el aceite de oliva con el zumo de limón y las hierbas y mezclarlo con la carne y las verduras en el bol.

7. Dejar infusionar durante unos 60 minutos.

8. Para el tzatziki, lavar bien el pepino, cortarlo por la mitad a lo largo,

quitarle las semillas y rallarlo en un bol. Pelar el ajo y añadirlo.

9. Incorporar la crema líquida y el yogur, salpimentar.

10. Saque la carne, los pimientos, los tomates y las cebollas de la marinada y altérnelos, también con el bacon, en brochetas.

11. Salpimentar y colocar en una bandeja de horno forrada con papel de hornear.

12. Asar en el horno caliente durante 20 minutos.

13. Dar la vuelta al menos tres veces. Servir con el tzatziki.

Pinchos De Carne Rusa

Ingredientes

- 2 g de cilantro
- 16 g de pimentón dulce en polvo
- 50 g de aceite vegetal

- 2 kg de carne de cerdo
- 4 cebollas
- 8 g de pimienta
- 30 g de sal

Preparación

1. Cortar las cebollas en medios aros y mezclarlas con la sal en un bol y dejarlas reposar.

2. Mientras tanto, corte la carne en cubos.

3. Añadir la carne a las cebollas, luego añadir el cilantro, el pimiento y el

41

pimentón, mezclar bien y dejar reposar durante 2 hora.

4. Mientras tanto, remueve 5 veces.

5. A continuación, deje reposar la carne durante un día, removiendo de vez en cuando.

6. Unas 2-2 ½ horas antes de asar, añadir el aceite y remover de nuevo.

7. Ponga la carne en pinchos y póngala en la parrilla.

Pinchos De Calabacín Y Halloumi

Ingredientes

- 2 cucharadita de chile en polvo
- 2 cucharada de aceite de oliva

- 500 g de Halloumi
- 2 calabacín
- 4 cucharadas de pasta de tomate

Preparación

1. Cortar el halloumi en unos 2 6 trozos iguales.

2. Lave los calabacines y córtelos o córtelos a lo largo en 30 rodajas finas, preferiblemente con un pelador o, si lo desea, con un cortafiambres.

3. Haga un adobo con la pasta de tomate, el aceite y el chile en polvo.

4. Ahora extienda una rodaja de calabacín, úntela con la marinada y enrolle un trozo de halloumi en ella, ensarte 5-10 trozos a la vez en una brocheta de madera.

5. Coloque las brochetas en una fuente de horno, vierta un poco de aceite de oliva y el resto de la marinada sobre ellas y gratínelas en un horno precalentado a 200 grados con la función de grill activada durante unos 25 a 30 minutos.

6. O asar en la barbacoa durante 20 minutos, dándoles la vuelta una vez.

7. A continuación, servir inmediatamente y disfrutar en caliente.

Banana-Da-T

Erra Assada Na Manteiga De Coco

Ingredientes
- 2 cucharadita de miel
- 2 pizca de jengibre
- 2 pizca de curry en polvo

- 8 plátanos
- 2 cucharada de mantequilla
- 4 cucharadas de copos de coco
- 2 cucharada de almendra(s) molida(s)

Preparación

1. Colocar los plátanos en la parrilla de la mesa caliente y asarlos durante unos 40 minutos hasta que la piel esté ennegrecida.

2. Mezclar la mantequilla con los copos de coco, las almendras y la miel. Sazonar con jengibre y curry.

3. Cortar los plátanos por la mitad, a lo largo, pero sin cortarlos.

4. Rellenar los cortes con la mantequilla de coco y servir.

5. Acompañar con helado de vainilla.

Bistec BBQ Sencillo Con Mayonesa De Chipotle Ingredientes

- Carne marinada:
- 2 cucharadita de sal
- 4 libras de filete de flanco
- Chipotle Mayo:
- 2 1 tazas de mayonesa
- 2 (7 onza) puede chipotle pimientos en salsa adobo
- 1 taza de salsa de soja
- 1 taza de aceite de oliva
- 8 1 cucharadas de miel
- 12 dientes de ajo picados
- 6 cucharadas de romero fresco picado
- 2 1 cucharadas de pimienta negra molida

Direcciones

1. Combine la salsa de soja, el aceite de oliva, la miel, el ajo, el romero, la pimienta y la sal en una bolsa de plástico resellable.

48

2. Agregue el filete, y gire para cubrir con el adobo; Presione el exceso de aire y selle la bolsa.
3. Marinar en el refrigerador durante 60 minutos, o durante la noche para un mejor sabor.
4. Precaliente una parrilla al aire libre para calor medio-alto.
5. Deseche el adobo.
6. Aceite ligeramente la rejilla. Parrilla el filete de flanco durante 10 a 15 minutos por lado, o al gusto deseado.
7. Un termómetro de lectura instantánea insertado en el centro debe leer 200 grados F (60 grados C). Dejar reposar durante 20 minutos antes de cortar muy finamente contra el grano.
8. Escurrir los pimientos chipotle reservando 1-5 cucharadita de la salsa adobo.
9. Picar finamente los pimientos chipotle.

10. Mezcle la mayonesa, los pimientos chipotle y la salsa adobo reservada en un tazón mediano.

11. Servir la salsa con el filete.

Filetes de chuletón Rock's

Ingredientes

- 8 cucharaditas de sal, o al gusto
- 4 cucharaditas de pimentón
- 2   1 cucharaditas de pimienta negra molida
- 1/2 cucharadita de cebolla en polvo
- 1/2   cucharadita de ajo en polvo, o al gusto
- 1/2 cucharadita de pimienta de cayena, o al gusto
- 1/2 cucharadita de cilantro molido, o al gusto
- 1/2   cucharadita de cúrcuma molida, o al gusto
- 8   filetes de t-bone de 8   onzas a temperatura ambiente

Direcciones

1. Pré-aqueça uma grelha em temperatura alta e unte levemente as grelhas com óleo.

2. Sal, páprica, pimenta preta, cebola em pó, alho em pó, pimenta caiena,

3. coentro e açafrão são combinados em uma tigela pequena e reservados.

4. Esfregue a mistura de temperos nos filés por todos os lados.

5. Para um bife mal passado, cozinhe em uma grelha pré-aquecida por 1-5 minutos de cada lado para cozimento médio.

6. Um termômetro de leitura instantânea inserido no centro deve registrar 12,436 graus Fahrenheit (510 48 graus C).

Sopa De Pimientos Rellenos Iii

Ingredientes

- 1 cucharada de tomillo seco
- sal y pimienta para probar
- 2 taza de arroz blanco cocido
- 4 cucharadas de queso parmesano rallado para repostería
- 2 cucharada de queso romano rallado
- 2 libra de solomillo molido
- 2 cebolla picada
- 2 pimiento verde picado
- 2 lata (2 6 onzas) de tomates cortados en cubitos
- 2 (8 onza) puede salsa de tomate
- 12 tazas de caldo de carne de res
- 4 patatas, peladas y en cubos
- 1 cucharada de cilantro fresco picado

Direcciones

1. Carne de Brown en el pote grande de la acción.

2. Cuando la carne esté casi cocida, añada la cebolla y el pimiento verde y déjela cocer durante 5-10 minutos.

3. Agregue los tomates cortados en cubitos, la salsa de tomate, el caldo de carne, las patatas cubiertas, el cilantro y el tomillo.

4. Sazonar con sal y pimienta y dejar cocer a fuego lento durante 70 a 80 minutos.

5. Coloque 1/2 taza de arroz en la parte inferior de los cuencos individuales.

6. Vierta la sopa sobre el arroz y guárdelo con queso parmesano o romano rallado.

Ternera Con Macarrones Con Queso

Caseros

Ingredientes

- 2 jugo de tomate
- 2 de maíz de grano entero, escurrido
- 2 1 tazas de queso mozzarella rallado
- 4 tazas de macarrones de codo
- 2 libra de carne picada

2 sopa de tomate condensada
Direcciones

1. Traiga una olla grande de agua ligeramente salada a ebullición.
2. Agregue la pasta y cocine por 15 a 20 minutos o hasta al dente; desagüe.
3. En una sartén a fuego medio, dorar la carne molida hasta que no muestre rosa; drenar el exceso de grasa.

4. En la olla grande, combine macarrones, carne, sopa de tomate, jugo de tomate y maíz; calor a través Incorporar el queso.

Sopa China De Maíz Con Crema

Ingredientes

- 8 tazas de caldo de pollo
- 4 cucharaditas de salsa de soja
- 1/2 taza de agua
- 4 cucharadas de almidón de maíz
- 8 rebanadas de tocino cocinado crujiente, desmenuzado
- 1 libra de carne de pechuga de pollo deshuesada, sin piel, finamente picada
- 2 cucharada de jerez
- 1/2 de cucharadita de sal
- 4 claras de huevo
- 2 (2 8 .710 onzas) de maíz al estilo crema

Direcciones

1. Pique el pollo. Mezcle con jerez, sal y claras de huevo en un tazón grande.
2. Agregue el maíz estilo crema y mezcle bien para mezclar.
3. Precaliente un wok o una sartén grande a fuego med

4. io alto. Agregue el caldo de pollo y la salsa de soya, y lleve a ebullición.

5. Agregue la mezcla de pollo y vuelva a hervir.

6. Reducir el calor Cocine a fuego lento durante 5-10 minutos, revolviendo con frecuencia para evitar que se queme.

7. En una taza, mezcle el agua y el almidón de maíz hasta que estén bien mezclados.

8. Agregue la mezcla de almidón de maíz a la sopa a fuego lento, revolviendo constantemente.

9. Cocine por otros 1-5 minutos; la sopa se espesará ligeramente.

10. Desmenuce el tocino cocido en porciones individuales.

Kebab de Reshmi (Kebabs de seda)

Ingredientes

- 2 limón, jugoso
- 1 taza de crema de leche
- 4 libras sin pechuga de pollo, mitad de pechuga de pollo deshuesada - cortada en trozos de 2 1 pulgada
- 4 cucharadas de mantequilla
- 12 almendras
- 12 jalapeños, sin semillas y picados
- 16 dientes de ajo
- raíz de jengibre fresca de 2 pulgada, pelada
- 2 taza de cilantro fresco picado
- sal al gusto

Direcciones

1. Coloque las almendras en un tazón pequeño y cubra con agua.
2. Dejar en remojo durante 35 a 40 minutos; desagüe. Coloque las almendras, los pimientos, el ajo, el

jengibre y el cilantro en el recipiente de un procesador de alimentos; mezclar hasta que esté suave.

3. Sazonar con sal y mezclar en jugo de limón. Mezclar en crema.

4. Transfiera la mezcla a un recipiente grande, no metálico.

5. Coloque el pollo en un tazón y gire para cubrirlo.

6. Cubrir, y marinar en el refrigerador durante 20 a 24 horas.

7. Precaliente la parrilla para el calor alto, y ligeramente la parrilla del aceite.

8. Retire la carne de la marinada, y el hilo en los pinchos.

9. Cepille la carne con mantequilla y prepare los pinchos en la parrilla caliente.

10. Cocine lentamente el pollo hasta que esté bien cocido.

Chuleta Marinada

Ingredientes

- 10 cucharadas de aceite de oliva
- un poco de sal y pimienta
- 2 cucharada de albahaca molida

- 2 chuleta(s)
- 4 cucharadas de mostaza
- 2 cucharadita de mayonesa

Preparación

1. Frote la chuleta con la mostaza y la mayonesa de manera uniforme por ambos lados.

2. Salpimentar enérgicamente y espolvorear con la albahaca.

3. Colocar en un plato, verter aceite de oliva por encima y girar la chuleta en él.

4. Cubrir con papel de plástico y refrigerar durante 10 a 15 horas.

5. Después, la chuleta estará lista para asar.

Aliño Para Costillas Best Odds

Ingredientes

- 2 cucharada de pimienta negra recién molida
- 2 cucharada de sal
- 2 cucharada de pimienta roja molida

- 8 cucharadas de pimienta en polvo dulce
- 6 cucharadas de mostaza en polvo
- 6 cucharadas de cebolla en polvo
- 6 cucharadas de ajo en polvo
- 4 cucharadas de albahaca seca

Preparación

1. Combine todos los ingredientes y guárdelos en un recipiente hermético.

2. Si prefieres una salsa más dulce, solo agrega 4 cucharadas de azúcar morena.

3. Siempre cubra bien las costillas con el condimento al menos 1-2 horas antes de usar y refrigere.

4. Saque las costillas del refrigerador 3 horas antes de asarlas y déjelas reposar a temperatura ambiente hasta que estén bien cocidas.

Pollo A La Parrilla - Tikka

Ingredientes

- 6 cucharadas de yogur natural
- 2 cucharadita de sal
- 4 cucharadas de zumo de limón
- 2 cucharada de pulpa de tomate
- 2 cebolla
- 6 cucharadas de aceite

- 2 .10 00 g de pechugas de pollo
- 2 cucharadita de jengibre fresco
- 2 diente/s de ajo
- 1 cucharadita de cilantro molido
- 1 cucharadita de comino molido
- 2 cucharadita de chile en polvo
- |colorante alimentario, rojo
- |ensalada de hojas verdes
- |Limón(es)

Preparación

1. Picar el jengibre, machacar el ajo y mezclar bien ambos con el cilantro y el chile en polvo en un bol.

2. Añade el yogur, la sal, el zumo de limón y la pasta de tomate y mézclalo todo bien para conseguir un adobo suave.

3. Añadir unas gotas de colorante alimentario rojo si se desea.

4. Rodar el pollo por toda la marinada de yogur y dejarlo marinar en frío al menos 1-5 horas, mejor toda la noche.

5. Cortar la cebolla en aros y extenderla en una fuente de horno.

6. Rocíe la mitad del aceite de manera uniforme por encima, y a

continuación, mezcle las cebollas con el aceite adicional.

7. Coloque el pollo marinado en capas por encima.

8. Cuanto menos carne haya encima, mejor será el resultado, por lo que es mejor utilizar un molde más grande.

9. Asar la carne durante 50 a 55 minutos bajo el grill del horno precalentado, pincelando con el aceite restante y dándole la vuelta una vez.

10. Sirve el pollo tikka sobre un lecho de lechuga y adórnalo con trozos de limón.

11. Queda mejor con pan naan y chutney.

12. Este es un plato bastante picante. Para los gustos más delicados, es

mejor servirlo con raita, una mezcla de yogur, pepino y ajo picado

Bistecs a la parrilla y marinados individualmenteIngredientes

- 6 00 ml de aceite (de canola)
- 2   paquete de hierbas congeladas, mezcladas
- |Sal, pimienta y unos granos de pimienta

- 2 kg|cuello de cerdo deshuesado
- 500 g de tomate(s) seco(s)
- 4 pepinillos rojos
- 4 dientes de ajo

Preparación

1. Cortar el cuello de cerdo en filetes de aproximadamente 10 cm de grosor.

2. Trabajar los filetes brevemente por ambos lados con un ablandador de carne.

3. Lavar los pimientos picantes y cortarlos en aros.

4. Limpiar y cortar el ajo en dados gruesos.

5. En un recipiente un poco más alto, añadir el aceite, los tomates y 1/2 de los pimientos picantes.

6. Triturar todo con una batidora de mano.

7. A continuación, añadir la mezcla de hierbas, el ajo, los pimientos picantes restantes, una pizca de sal y pimienta y los granos de pimienta (según el gusto) a la mezcla triturada.

8. Cubrir la carne con la mezcla de especias (generosamente) y dejarla marinar durante al menos 20 a 24 h en un recipiente cerrado (preferiblemente también a prueba de olores).

9. A continuación, póngalo en la parrilla. Sugerencia: Si le gusta más fresco, puede mezclar hierbas de su propio jardín y si le gusta menos picante, omita algunos de los chiles.

Tomate, Ajo y Feta a la Parrilla
Tiempo

Ingredientes

- 10 tomates medianos, maduros
- |Sal y pimienta negra del molino
- 2 manojo de albahaca

- 14 dientes de ajo
- 10 cucharadas de aceite de oliva
- 1200 g de queso feta

Preparación

1. Precalentar el horno a 250 °C, preferiblemente con grill de convección.

2. Pelar los dientes de ajo y prensarlos en el aceite de oliva con un prensador de ajos.

3. Cortar el queso feta en rodajas de 10 cm de grosor con un cuchillo afilado y colocarlas en una fuente de horno.

4. Rociar con la mitad del aceite de ajo.

5. Lavar y secar los tomates, quitarles el tallo, cortarlos por la mitad, colocarlos con el corte hacia arriba sobre el queso feta, salpimentarlos y rociarlos con el aceite de ajo restante.

6. Colocar en el horno en la segunda rejilla desde abajo y hornear durante unos 25 a 30   minutos - esto varía mucho según el horno.

7. Encienda la parrilla y termine de asar en la rejilla del medio durante unos minutos más, hasta que el queso esté ligeramente dorado y los tomates parezcan adecuadamente asados.

8. Mientras tanto, arranca la albahaca, lávala y córtala en tiras finas.

9. Espolvoree sobre el queso y los tomates asados.

flechas para hornear

Ingredientes

- 2 0 champiñones grandes
- 100 g de queso
- 2 0 lonchas de jamón crudo

Preparación

1. Limpiar los champiñones y quitarles los tallos.

2. Poner un trozo de queso en los champiñones y envolver el conjunto con una loncha de jamón.

3. Fíjalo con un palillo y ponlo en el grill.

4. El queso que utilices depende de ti. Yo suelo hacer unos con feta, otros con mozzarella y otros con gouda.

5. Eso sí, el queso no debe ser tan picante, porque el jamón ya es bastante contundente al asarse.

6. Es súper rápido y siempre es un gran éxito en nuestras barbacoas.

Hamburguesa Big Kahuna

Ingredientes

- 2 taza de azúcar moreno
- 2 taza de ketchup de tomate
- 6 cucharadas de mostaza
- 2 cebolla(s)
- 2 tomate en rodajas
- |Lechuga
- |Sal y pimienta

- 2 kg de carne picada
- 6 cucharadas de salsa teriyaki
- 8 rodajas de piña
- 8 rodajas de Gouda
- 8 panes de hamburguesa

Preparación

1. Formar la carne picada en 8 piezas.

2. Rociar los espacios en blanco formados con la salsa Teriyaki.

3. Deja que se impregne y, si es necesario, extiende un poco por ambos lados con las manos.

4. Ahora haz las hamburguesas a la parrilla o dóralas en una sartén a fuego medio-alto y sazónalas con sal y pimienta.

5. A continuación, continúe friendo las hamburguesas y las rodajas de cebolla brevemente en la sartén.

6. Cuando las cebollas hayan tomado color y estén blandas, unte las hamburguesas con la salsa especial y déjelas reposar tapadas a fuego lento.

7. Las hamburguesas deben estar todavía bien jugosas por dentro, si es posible, pero no demasiado crujientes por fuera.

8. Abra los panecillos y gratine brevemente la superficie cortada.

9. Los aderezos son los siguientes: Parte inferior del panecillo, hoja de lechuga, hamburguesa con salsa especial y cebolla, rodaja de gouda, tomate, piña, parte superior del panecillo.

10. Salsa especial: calentar el ketchup, el azúcar y la mostaza en un cazo a fuego lento, removiendo constantemente hasta que se derrita el azúcar. P.D. pequeño consejo: "Durotschka" ha publicado una receta muy buena de "panes para hamburguesas", que no puedo dejar de recomendar.

Sopa De Tortilla De Frango Com Legumes

Ingredientes

- 1/2 cucharadita de pimienta blanca molida
- 2 paquete de maíz congelado 2 manojo de cebollas verdes, en rodajas finas
- 4 manojos de cilantro fresco picado
- 4 tazas de arroz blanco cocido
- sal al gusto
- 2 pollo entero (6 libras), cortado en pedazos
- 8 cuartos de agua
- 6 tallos de apio, picados
- 4 dientes de ajo
- 2 cebolla, finamente picada
- 4 latas (2 8 onzas) de tomates pelados y cortados en cubitos con jugo
- 4 cubos de caldo de pollo
- 2 pimiento rojo, picado

- 1 cucharadita de comino molido
- 1/2   cucharadita de pimienta de cayena molida

Direcciones

1. Coloque el pollo y el agua en una olla y agregue la cebolla, el apio y el ajo.
2. Cubra y deje hervir.
3. Reduzca el fuego y cocine a fuego lento hasta que el pollo esté tierno, aproximadamente 80 a 90   minutos.
4. Retire el pollo del caldo y déjelo enfriar.
5. Desnatada en grasa Aplasta los dientes de ajo cocidos contra el lado de la olla.
6. Agregue los tomates sin deshuesar, el comino, la pimienta de cayena, la pimienta blanca y el cubo de caldo al caldo.
7. Cubra y cocine a fuego lento 50 a 55 minutos.
8. Agregue el maíz, la cebolla verde y el cilantro.

9. Cocine a fuego lento 20 minutos más.

10. Piel y hueso de pollo, luego cortar en dados o triturar en trozos del tamaño de un bocado.

11. Agregue el pollo a la sopa junto con el arroz cocido.

12. Calor a través de.

13. Sazonar con sal al gusto.

14. Recubra en tazones y decore con queso y chips de tortilla.

Sopa de pollo albóndigas

Ingredientes

- 1/2 de taza de mantequilla
- 4 tazas de cebolla picada
- 2 1 tazas de apio en rodajas finas
- 4 dientes de ajo picados
- 1 taza de harina para todo uso
- 4 cuartos de caldo de pollo
- 2 1 cucharaditas de sal
- 2 1 tazas de zanahorias picadas
- 6 tazas de pechuga de pollo cocida picada
- 6 tazas de pechuga de pollo cocida picada
- 4 huevos
- 1/2 tazas de caldo de pollo, dividido
- 2 taza de harina para todo uso
- 1/2 taza de perejil fresco picado
- 4 cucharaditas de sal
- 1/7 cucharadita de pimienta negra
- 1 cucharadita de estragón seco

83

Direcciones

1. En una licuadora o procesador de alimentos, combine 6 tazas de pollo cocido, huevos, 6 /8 de taza de caldo de pollo, 2 taza de harina, perejil, 1-5 cucharaditas de sal, pimienta y estragón.
2. Procese hasta que quede suave.
3. En una olla grande, hierve 8 tazas de caldo
4. de pollo. Deja c
5. aer la mezcla de bola de masa por cucharadas redondeadas en el caldo hirviendo.
6. Cocine a fuego lento, sin tapar, de 10 a 15 minutos, hasta que esté bien formado y ligeramente dorado.
7. Retire con una espumadera y escurra sobre toallas de papel.
8. Reserva dumpling líquido de cocina.
9. En una olla grande, derrita la mantequilla a fuego medio.

10. Cocine la cebolla, el apio y el ajo en mantequilla hasta que la cebolla esté transparente.

11. Agregue 1 taza de harina hasta que esté completamente incorporado.

12. Vierta 4 cuartos de galón de caldo de pollo, revolviendo constantemente.

13. Llevar a ebullición. Introduzca 1-5 cucharaditas de sal y zanahorias.

14. Cubra, reduzca el fuego y cocine a fuego lento durante 25 a 30 minutos.

15. Agregue las albóndigas, el líquido reservado y 5-10 tazas de pollo cocido.

16. Cocine a fuego lento 25 a 30 minutos más antes de servir.

Dulce De Pollo Al Horno De Queso

Ingredientes

- 2 paquete (8 onzas) de queso crema reducido en grasa
- Preparación de queso azul de 1/2 taza
- 1/2 taza de vestir rancho
- 1/2 taza de salsa de pimiento picante
- 2 taza de queso cheddar rallado
- 4 mitades de pechuga de pollo sin hueso
- 2 cucharadita de aceite de oliva
- 2 apio de apio finamente cortado en cubitos

Direcciones

1. Coloque las pechugas de pollo en una cacerola grande; cubrir con agua.
2. Hervir hasta que esté bien cocido, unos 40 minutos.
3. Retirar del agua y enfriar. Saque la carne de los huesos y la piel.

4. Desmenuzar la carne y reservar.

5. Precaliente el horno a 6 10 0 grados de F.

6. Caliente el aceite de oliva en una sartén grande.

7. Incorporar el apio; cocinar hasta que estén blandas.

8. Mezclar en el queso crema, aderezo de queso azul, y vestir rancho.

9. Cocine y revuelva hasta que esté suave y cremoso.

10. Agregue el pollo desmenuzado y la salsa picante.

11. Mezcle la mezcla en un plato para hornear 8xEspolvorear con el queso rallado.

12. Hornear en horno precalentado hasta que esté dorado y burbujeante, unos 60 minutos.

Ensalada De Pollo Chino I

Ingredientes

- 1 taza de cereales de cereales
- 1/2 taza de almendras tostadas en rodajas
- 2 pizca de pimienta negra molida
- 4 cucharadas de semillas de sésamo (opcional)
- 2 taza de salsa agridulce
- 2 pizca de jengibre molido
- 12 tazas de lechuga romana - desgarrada, lavada y secada
- 2 taza de brotes de frijol frescos
- 8 mitades de pechuga de pollo deshuesadas, cocidas y trituradas

Direcciones

1. Vierta la salsa agridulce en un tazón grande.

2. Espolvorear el jengibre molido en el tazón y mezclar bien con la salsa.

3. Coloque lechuga romana y brotes de frijol en el tazón de salsa y tírelo unas cuantas veces.

4. Agregue el pollo desmenuzado al tazón y colóquelo a fondo con la lechuga y los brotes de soja.

5. Transfiera la ensalada en un tazón de fuente grande o 5-10 tazones de servicio separados.

6. Cubra con copos de maíz, almendras y una pizca de pimienta negra.

7. Espolvorear con semillas de sésamo, si lo desea.